AF459722

CONSIDÉRATIONS

SUR

LES MALADIES ET TRAITEMENS

DE LA GROSSESSE.

IMPRIMERIE D'HIPPOLYTE TILLIARD,
RUE DE LA HARPE, N° 88.

CONSIDÉRATIONS

SUR

LES MALADIES ET TRAITEMENS

DE

LA GROSSESSE;

Par Achille HÉDIARD,

DOCTEUR EN MÉDECINE, MEMBRE DE PLUSIEURS SOCIÉTÉS SAVANTES.

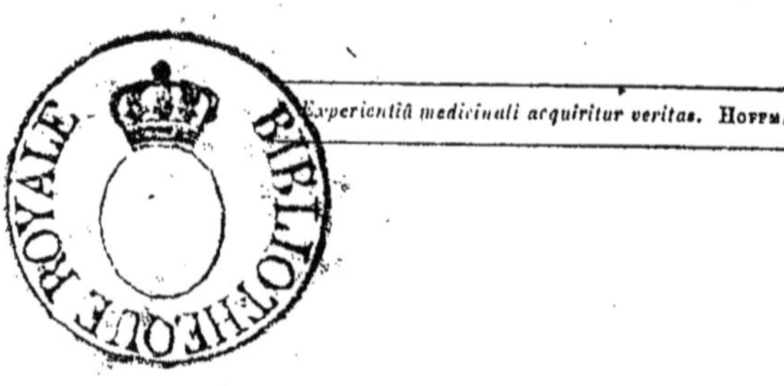

Experientiâ medicinali acquiritur veritas. Hoffman.

A PARIS,

CHEZ L'AUTEUR, RUE DU BAC, N. 12.

CHEZ J. B. BAILLIÈRE, LIBRAIRE

DE L'ACADÉMIE ROYALE DE MÉDECINE,

RUE DE L'ÉCOLE DE MÉDECINE, N°. 13 BIS.

ET CHEZ TERRY, LIBRAIRE, PALAIS ROYAL, GALERIE VALOIS, N° 185.

1833.

AVANT-PROPOS.

Parmi les nombreuses fonctions communes aux deux sexes, celles de la femme méritent sur-tout une attention toute particulière; et il n'en est aucune qui soit plus digne de fixer celle des médecins et des chirurgiens, que les maladies de la grossesse.

Est-il quelque chose au monde qui nous intéresse davantage que cet état de la femme, qui nous rappelle sans cesse l'idée de notre existence première ? Peut-on trop étudier et faire connaître les moyens de secourir en pareille circonstance, et de soulager cette intéressante moitié du genre humain ?

Les maladies de la grossesse doivent être regardées comme une des parties les plus importantes, les plus abstraites, et par conséquent les plus difficiles de l'art de guérir ; leur fréquence, les diverses variétés qu'elles offrent, les dangers auxquels les femmes sont exposées ; tout, en un mot, ne porte-t-il pas à s'en occuper spécialement ? Aussi ai-je vu avec une bien grande admiration toutes les intéressantes et curieuses préparations sur le développement de la matrice et du fœtus, depuis la conception jusqu'à son expulsion, dans un des cabinets de l'Académie Joséphine, à Vienne, par *Haller*, et dans le superbe cabinet de Florence, par *Scarpa*.

L'objet que j'embrasse serait sans doute bien au-dessus de mes forces, si je devais lui donner tout le développement qu'il mérite. Ayant vu, par un grand nombre de faits malheureux, combien il serait utile et important pour les sages-femmes et les accoucheurs, de connaître non-seulement le manuel de l'accouchement, mais parfaitement encore les maladies de la gestation et le régime des femmes enceintes, pour le faciliter et prévenir les accidens qui sont si souvent funestes à la mère et à l'enfant, je me décidai, pour des raisons si justes et si vraies, à publier cet ouvrage, ayant pour but d'exposer succinctement, toutes les indications nécessaires à remplir pour chacun de ces phénomènes, et éclairer, sur ce sujet, tous ceux qui se livrent à cette profession.

Vous jugerez bientôt mon peu d'habitude

d'écrire; mais j'ai, comme beaucoup d'autres, besoin de parler pour vous faire part de mes observations, et sur-tout l'espérance d'être utile à la Société.

CONSIDÉRATIONS

SUR

LES MALADIES ET TRAITEMENS

DE LA GROSSESSE.

On nomme grossesse ou gestation, l'état d'une femme qui porte dans son sein un germe fécondé qui croît et se développe graduellement. Déposé dans la cavité de l'utérus, doué d'une activité qui lui est propre, le germe vivifié s'applique et s'attache à la partie interne de cet organe, et en tire les matériaux nutritifs qui servent à son développement, durant le cours de neuf mois. (*Chomel.*)

Que d'hypothèses n'a-t-on pas émises tour à tour pour tâcher de dévoiler le mystère de la nature, afin de connaître les systèmes de l'influence des deux sexes dans cette fonction de la génération ! Je vais seulement essayer d'indiquer rapidement ce qu'on a pensé sur ce sujet, en retraçant l'opinion qui paraît aujourd'hui la plus probable.

Si l'autorité d'un des plus grands hommes de l'antiquité et celle des plus habiles observateurs peuvent être de quelque poids en matière de système, celle du père de la médecine est favorable à l'ingénieuse hypothèse de *Buffon* sur la génération. Ce dernier pense, avec *Hippocrate*, que la semence est moulée dans toutes les parties du corps, d'où elle vient se rendre à un réservoir commun, et que la conception s'opère par le mélange de celle de l'homme et de la femme ; que le nouvel être, qui en est le produit, appartient au sexe dont les animalcules ont été dominans. *Aristote* n'eut pas beaucoup de peine à faire cadrer son système avec celui d'*Hippocrate* : il prétendit que la cause efficiente de la génération était dans la semence du mâle, qui vivifiait celle de la femelle ; c'est-à-dire, selon lui, que le mâle fournissait la forme, et la femelle la matière.

Ce système, ainsi modifié, se rapproche beaucoup de celui des physiologistes modernes, qui pensent que le fluide séminal, absorbé ou lancé avec force dans le vagin, pénètre dans la matrice, dont le col entre dans une sorte d'orgasme et semble s'entr'ouvrir pour permettre l'entrée à la liqueur fécondante, qui est transmise aux ovaires par les trompes pour féconder l'œuf ou germe auquel il ne manque plus que le principe de la vie, qui, ensuite, se détache et s'engage, par un mouvement *sui generis*, dans la trompe immédiatement appliquée sur l'ovaire où se trouve le germe fécondé qui le transmet dans la matrice.

Van Helmont regardait le principe vital comme un gaz, un esprit volatil, qu'il appelait *aura vitalis*.

D'autres ont admis l'*aura seminalis*, opinion qui paraîtrait la plus vraie, si l'on voulait établir un parallèle entre la fécondation des animaux et celle des végétaux. Cependant *Haller, Bonnet, Duvernay, Spallanzani*, semblent avoir prouvé la conception matériellement.

Ainsi donc, cet ensemble de phénomènes aussi admirable que curieux, ne constitue pas véritablement un état maladif, mais il dispose les femmes et les rend sujettes à une infinité de maladies, d'abord plus inquiétantes que sérieuses, ce qui n'a pas lieu dans un tems plus avancé où les maladies qui surviennent sont ou peuvent être souvent graves : cette vérité est incontestable. Cependant, plusieurs auteurs ont pensé que la grossesse était un gage de sûreté pour les femmes; qu'elle diminue quelquefois les accidens de certaines maladies chroniques; qu'elle en arrête souvent les progrès, et les exempte de maladies aiguës, et que quelques-unes même ne jouissent de la santé que lors de la gestation, comme le rapporte *Chambon*.

Mais aucun de ces cas exceptionnels ne doivent nous occuper ici. Avant d'entrer en matière, je dois observer encore que la manière dont les femmes grosses sont vêtues, influe beaucoup sur leur état et sur le fœtus. Autrefois, elles avaient la poitrine extrêmement serrée, et quand elles devenaient enceintes, elles restaient tout aussi fortement attachées à cette habitude dangereuse..

Aujourd'hui, par une autre mode, elles exercent la même action sur l'abdomen, sans moins de raison; aussi paient-elles souvent cher cette élégance de goût; car, que de difformités et que d'accidens ne résultent-ils pas de cet usage, qui devrait sur-tout être abandonné à cette époque de la vie?

Dès l'instant qu'une femme a conçu, il se développe une sensibilité extrême qui, pour la plupart, est un signe certain de conception. Les maladies du premier terme de la grossesse sont marquées de ce caractère de sensibilité excessive; aussi elles sont très variées et multipliées; car, de toutes les maladies, ce sont les nerveuses qui ont les formes tout à la fois les plus singulières et les plus inquiétantes. C'est en raison de cet état qu'ont lieu les dégoûts et les nausées qui commencent, pour quelques-unes, avec la grossesse, les vomissemens qui ont lieu quelquefois dès le premier jour, les faiblesses purement nerveuses, les spasmes plus ou moins généraux, les convulsions, etc.

Cependant, on a voulu attribuer à une cause la plupart de ces indispositions, et l'on a dit qu'elles dépendaient de la pléthore : elle est pourtant très peu marquée au commencement de la grossesse; quelquefois, et le plus souvent, les règles venaient d'avoir lieu quand la conception s'est faite (les femmes ayant ordinairement à cette époque plus de désirs vénériens.) D'ailleurs, l'intervalle qui s'écoule d'une menstruation à l'autre, permet au germe un plus grand développement, par conséquent plus de solidité, moins de fausses couches. Et cependant on remarque les mêmes accidens : sont-ils dus alors à la pléthore? ce n'est pas probable.

D'ailleurs, on voit que chez les femmes non enceintes qui ont éprouvé une suppression de règles, les accidens pléthoriques ne surviennent guères qu'après quelques mois, deux ou trois. Ceux qui ont lieu avant, sont moins dus à l'abondance du sang qu'à une sensibilité trop développée et à une fonction qui n'est pas satisfaite; car c'est une loi de la nature que lorsqu'une de ses fonctions ne se fait pas, elle augmente son action et fait une suite d'efforts qui produisent les accidens que l'on remarque alors : ainsi, dans les six premières semaines ou les deux premiers mois, il y a moins un excès de sang dans les vaisseaux qu'une sensibilité très marquée, qui n'est point encore l'effet de la distension de la matrice par l'embryon, mais occasionée par un travail nerveux que la nature a commencé. C'est donc à tort que dans les commencemens de la grossesse on a recours à la saignée. En général, elle ne convient pas, de même que les purgatifs qui irritent beaucoup, et qui, par conséquent, augmenteraient la sensibilité déjà excessive.

Si ces accidens sont légers, peu continus, qu'ils n'attaquent point le système général, il n'y faut pas faire attention : la nature, par sa prévoyance, les rend nécessaires pour avertir la femme de son nouvel état, la rendre plus attentive sur le travail qui se fait en elle, enfin pour l'empêcher d'augmenter la pléthore qui doit avoir lieu bientôt. Ainsi ces nausées, dégoûts, dépravations d'appétit, sont fondés sur les intentions de la nature, et les efforts de l'art pour les contredire seraient dangereux.

Cependant si cette production nouvelle était accompagnée de convulsions générales, de vomissemens soutenus et violens (et comme nous devons croire que ces accidens dépendraient d'un excès de sensibilité et non de pléthore), il faudrait y remédier en employant un régime assez sévère; les délayans, les relâchans, les anodins et les légers narcotiques; et là où la sensibilité est plus disposée à s'exalter, les anodins et les narcotiques sont recommandés au commencement de la grossesse. Si ces moyens étaient insuffisans, il faudrait recourir aux bains tièdes, qui à cette époque n'amènent point la fausse couche, mais relâchent, détendent et rendent en même tems la dilatation de la matrice plus facile; ainsi, en général, point de saignées : les délayans, les bains, les lavemens émolliens, les cataplasmes émolliens, les anodins et les narcotiques, donnés avec sagesse, voilà *tout* ce qu'il faut en pareille circonstance. Cependant la saignée n'est pas toujours interdite. Si une jeune femme vigoureuse, bien nourrie, pléthorique, est prise des accidens ci-dessus ou d'une maladie inflammatoire, alors il y a complication de maladie ou de pléthore et de sensibilité; dans ce cas des saignées legères faites à propos sont très avantageuses; d'ailleurs, souvent chez la femme pléthorique, comme chez l'homme, elle est un excellent antispasmodique; mais il est rare d'employer ces moyens dans les grandes villes et dans les pays mal aérés, malsains où la masse des habitans est plus souvent exposée aux maladies adinamiques qu'aux maladies inflammatoires.

Il n'en est pas de même dans les campagnes où la nature jouit de tous ses droits.

Mais, supposons que dans les six premières semaines ou les deux premiers mois, ces accidens aient été légers, qu'ils n'aient même pas paru, et qu'alors ils se montrent avec force et continuité ; dans ce cas ils dépendent presque toujours de pléthore, sur-tout chez les habitantes des villes ; le flux menstruel est arrêté, il ne se porte sur aucun autre organe ; mais ce sang se porte dans la matrice avec trop de force, affecte les parties environnantes ou quelque autre organe particulier, ce qui donne lieu à la pléthore générale, ou à une pléthore partielle, soit à la matrice, soit à quelques autres viscères; de là arrivent des accidens, comme des maux de tête violens et constans, des vertiges, des ophthalmies, des angines, une toux fréquente accompagnée de crachemens de sang, de saignemens de nez, quelquefois même d'hemoptysie, de ptyalisme ou crachemens continus, de vomissemens continus, séreux, pituiteux, quelquefois un sang très pur. On voit des femmes, à cette époque du troisième au quatrième mois, avoir la région hypochondriaque droite tendue et douloureuse; quelquefois une légère jaunisse, d'autres fois une jaunisse beaucoup plus forte. Il paraît que dans de telles circonstances, les vaisseaux de l'estomac s'engorgent par suite de l'engorgement de la rate, qui est devenue dure, volumineuse, empâtée de sang; des vomissemens de sang se manifestent; quelquefois le sang stagne vers les reins, d'où viennent des suppressions d'urines, qui sont très rouges et très foncées, accompagnées en grande partie des symptômes de la colique néphrétique. Les vaisseaux de la vessie sont gorgés de sang, sur-tout ceux de son col; d'où résulte des hémorrhoïdes de cette partie, l'émission difficile de l'urine, douloureuse et en petite quantité; le sang se porte encore sur les intestins, et il en résulte des coliques très fortes et permanentes. Mais le plus souvent, c'est la matrice même qui est le siége de cette pléthore partielle, elle est elle-même engorgée; d'où naissent les tiraillemens des cuisses, la lourdeur, la tension des hanches, la pesanteur, les coliques utérines très fréquentes. D'ailleurs, comme il y a sympathie entre la matrice et les autres viscères, ils peuvent se trouver affectés simultanément par cette cause.

La seconde cause de ces accidens est la sensibilité toujours croissante, et qui dépend alors de la distension de la matrice par l'augmentation du volume du fœtus; cet organe offre de la résistance à cette dilatation, et il y a des femmes chez qui elle en offre beaucoup; telles sont celles qui ont la matrice très dense, sur-tout les très jeunes personnes, celles qui ne sont point encore formées, qui n'ont point encore eu leurs règles, ou les ont eu fort peu, enfin celles qui sont parvenues jusqu'à un certain âge sans avoir eu d'enfans. On voit que, dans ces cas, la distension de la matrice développe excessivement la sensibilité.

La troisième cause est la sympathie. Quelquefois les organes ne sont point affectés par eux-mêmes, ni par pléthore, ni par excès de sensibilité, mais par le travail de la matrice qui a tant d'influence sur toutes les autres parties, même dans l'état normal (comme on le voit à chaque période des règles).

Parmi les symptômes, le plus commun est le *vomissement*: un grand nombre de femmes ne soupçonnent leur grossesse que par là. S'il n'est pas trop violent, ni trop continu, il faut le respecter : la nature se débarrasse de cette manière d'un excès d'alimens, en partie digérés et non digérés, ce qui fait qu'elle ne travaille pas autant à la nutrition, chose très utile à la pléthore; et l'expérience prouve que celles qui ont éprouvé ces vomissemens se portent mieux, ainsi que leur enfant, et que les suites de couches sont plus heureuses. Mais si ces vomissemens avaient beaucoup d'intensité, de continuité, et assez de constance pour amener la faiblesse, l'amaigrissement de la mère qui serait suivi de la faiblesse du fœtus, il faudrait s'y opposer. Mais si on soupçonnait un excès de sang dans les vaisseaux, d'après le tempérament, il faudrait faire quelques légères saignées qui arrêteraient ces vomissemens, en facilitant la détente de la matrice; car en diminuant la masse du sang, on détourne cette congestion stomachale et utérine qui agissent sympathiquement. Or, très souvent c'est l'irritation de ce viscère, produite par la distension excessive de ses vaisseaux, qui donnent lieu à ces vomissemens. « Ainsi, le troisième ou quatrième mois de la grossesse, c'est une pratique presque habituelle de saigner les femmes. Cependant on aurait tort de trop généraliser cette pratique. Chez les femmes nées faibles, chez lesquelles l'état général et sur-tout l'état de l'estomac ne permettent pas une réparation abondante, chez qui il n'y a et ne peut y avoir de pléthore, qui sont fréquemment affectées de cardialgie, » qui ont la fibre molle, la saignée serait nuisible. Il ne faut donc pas se déterminer sur un seul symptôme, mais il en faut un ensemble pour tirer l'indication. Si donc ces vomissemens ne dépendent pas de pléthore, qu'elle ne soit pas annoncée par le pouls, etc., il faut faire usage de quelques infusions amères qui donnent du ton à l'estomac, et qui soient en même tems propres à modérer l'extrême sensibilité du genre nerveux, comme une infusion de camomille romaine, une très légère infusion de rue, une légère infusion de petite centaurée, principalement un peu de café qui a été préconisé par des praticiens distingués, sur-tout chez les femmes qui n'y étaient pas habituées. C'est ainsi qu'en Asie je fis, avec le plus grand succès, l'application de cette essence sur la femme d'un médecin grec, qui en éprouva un soulagement prompt. Mais il est inutile de modifier la dose selon l'espèce et les individus, car le café moka est sans contredit le plus estimé de tous; plus petit que toutes les espèces connues, il est de couleur jaunâtre et répand une odeur agréable. Il est à propos de remarquer qu'il y en a de trois qualités; la meilleure, appelée bahouri, est réservée pour le Grand Seigneur et le sérail; les deux autres qui sont le saki et le salabi, se débitent en Arménie, en Perse et en Arabie, sur la côte d'Afrique dans l'Indostan, aux Maldives, et en Europe.

Il est peu de matières qui aient plus occupé l'espèce humaine. Que de contradictions sur les avantages et les inconvéniens de cette essence! *Prosper Alpin*, *Philippe Dufour*, *Willis*, *Frédéric Flaare*, *Tissot*, ne lui attribuent-ils pas des actions différentes? Ne fut-il pas cause de révolutions dans certaines contrées de l'Afrique? aussi fut-il cessé et repris alternativement. D'ailleurs tout le monde ne connaît-il pas la réponse faite par *Fontenelle* à un médecin : celui-ci lui soutenait que le café était un poison lent : « Oui-dà, dit le philosophe en souriant, bien lent en effet, car il y a plus de quatre-vingts ans que j'en prends tous les jours. J'ajouterai ici, quoiqu'on en puisse dire, que le café est une liqueur excellente, tonique, avantageuse dans les empoisonnements par l'opium : il agit fortement sur la circulation et sur le système nerveux.

On fait aussi usage des vins, comme ceux de Madère, de Malaga, d'Espagne et de Portugal, et des vins et de l'extrait de kina. Ainsi, dans cette espèce de vomissement, au lieu d'émissions sanguines, il faut des amers, des toniques et même des stimulans pour donner des forces à l'estomac. Mais si cet état dépendait de matières saburrales, ce qui arrive très souvent, car nous avons vu que depuis la conception, les organes languissaient, que la nature concentrait en grande partie son action vers la matrice; de là, les digestions sont pénibles, viciées; la langue est chargée d'une couche très épaisse, jaunâtre et amère; la matière des vomissemens est une saburre très fétide, nauséabonde; il y a quelques légères coliques, suivies d'un dévoiement séreux, un peu putride. Par suite des mauvaises digestions, il s'amasse beaucoup de saburre dans les premières voies; alors la saignée, non-seulement ne conviendrait pas, mais encore elle pourrait devenir dangereuse : elle augmenterait la faiblesse, faciliterait l'absorption de la matière saburrale, et il y aurait à craindre un trouble général, par suite, des fièvres continues. Serait-il convenable de provoquer les vomissemens? L'état présent de la malade semblerait s'y opposer; il y a crainte de vomissement, par les secousses, par l'augmentation de la sensibilité, et par l'état d'excitation et de turgescence des organes, et particulièrement de ceux de la génération. Il faut, en général, pendant la grossesse, éloigner tous les vomitifs, même dans les premiers mois. Mais cette règle n'est point exempte d'exception, comme dans le cas dont il est question. Les autres moyens ne réussissent pas; les légers laxatifs sont insuffisans : la nature veut le vomissement et le sollicite même. Par l'emploi d'un vomitif, les nausées et les vomissemens cessent. D'ailleurs, le vomissement, pendant la grossesse, n'a pas toujours le mauvais effet qu'on lui attribue. Si la fausse couche en était aussi souvent l'effet, la plupart des femmes n'arriveraient jamais à terme, et sur-tout les filles, qui souvent provoquent, pour se faire avorter, des vomissemens, sans pour cela réussir : d'autre part, les vomissemens naturels à l'état des femmes grosses, n'excitent point la fausse couche. Il ne faut donc pas quelquefois hésiter de faire vomir les femmes enceintes. A la vérité, il ne faut pas employer ce moyen sans indications pressantes; alors on donnera de préférence l'ipécacuanha, dont on aide l'action par un peu d'émétique ou de tartre stibié; et quand on a commencé à vomir, on fait boire beaucoup d'eau tiède, pour que les secousses soient moins violentes. Je dois signaler ici la conduite d'un Sicilien, que je vis à Siciliano, se disant sinon médecin, du moins posséder parfaitement l'art de guérir. Cet ignorant insensé ne connaissait que les vomitifs, qu'il employait à tort et à travers, dans toutes les maladies, particulièrement chez les femmes enceintes. Il osa même me dire que ses vomitifs étaient autant de spécifiques contre l'avortement. Malheureusement, le peuple ne doutait pas de l'efficacité de ces remèdes dans la grossesse seulement. L'emploi abusif des vomitifs par ce misérable, qui n'étaient pas fréquemment suivis d'accidens graves, doit tranquilliser, ou diminuer au moins les craintes sur l'emploi des vomitifs méthodiquement et sagement prescrits.

Les purgatifs légers sont aussi utiles de tems en tems ; ils évacuent la saburre de l'estomac qui causerait la langueur ; sans quoi le fœtus eût partagé l'atonie de la mère. Les suites de couches après les dévoiemens sont très difficiles, et déterminent souvent une maladie mortelle. Ainsi on peut employer sans danger, au contraire, les purgatifs vers le quatrième ou cinquième mois de la grossesse ; si on les emploie plus tôt, il faut qu'ils soient commandés par la nécessité ; les drastiques seraient très nuisibles. On devra choisir parmi les purgatifs doux, le tamarin, la pulpe de casse, la manne, la rhubarbe et les sels neutres ; la magnésie a été très utile.

Mais il y a des vomissemens qui résistent à la saignée, aux vomitifs, aux purgatifs. Très souvent ils sont la suite d'un effet sympathique ; quelquefois ils sont entretenus par une saburre très acide, qui se forme avec beaucoup de facilité, et que le vomitif ne débarrasse que pour le moment. Dans ce premier cas, les bains sont très utiles chez les femmes d'une certaine classe, qui sont si exposées aux maladies nerveuses. Au bout de quelques bains, les vomissemens cessent. Dans le deuxième cas, il est utile de faire attention aux alimens, et l'on fait usage de potions *astringentes*, calmantes; par là on calme les nausées qui sont si fatigantes et très penibles pendant la grossesse, et plus pénibles même que les vomissemens purement nerveux. La magnésie employée en tems et lieu a été d'un grand avantage aux praticiens.

Très souvent il n'y a pas de nausées et de vomissemens, mais un dégoût général, une dépravation d'appétit par laquelle les femmes enceintes refusent toute espèce de substances alimentaires, pour prendre des substances qui ne nourrissent pas, et même qui pourraient être nuisibles. Si ces dégoûts, utiles pendant un certain tems, duraient trop, la femme tomberait dans un état adynamique, et le fœtus en souffrirait. Il faut alors examiner la cause de cette dépravation, si c'est pléthore, ou sensibilité, ou langueur d'estomac, ou saburre stomachale et intestinale, afin de recourir aux moyens rationnels : saignées, vomitifs, purgatifs, toniques administrés avec prudence, et calmans. Il faut tâcher de mettre dans ses bornes naturelles l'appétit, et le restreindre sur des mets de bonne qualité. Mais cela n'est pas toujours possible; et ce n'est qu'au bout d'un certain tems que les femmes quittent ces caprices; alors il n'est pas prudent de s'y opposer, et il est prouvé que celles qui furent très contrariées sur ce sujet avaient éprouvé des accidens d'une autre nature. Les autres alimens sont digérés avec difficulté, et loin d'être profitables sont nuisibles. On les voit quelquefois rechercher des alimens très durs, très secs, très indigestes, des terres calcaires, des charbons, des fruits verts, quelquefois même de la chair crue. Il faut donc respecter ces caprices, et espérer que cette dépravation rentrera bientôt dans l'ordre naturel. Sans quoi si l'on s'y oppose trop, la femme tombera dans une langueur, qui pourrait amener la mort du fœtus; aussi évite-t-on de la contraindre; au contraire. Ainsi donc toutes les fois que le vomissement ne serait pas un effet de la sympathie, les moyens indiqués seraient employés avec avantage. Les maux de tête violens qui ont lieu à cette époque, sont presque toujours l'effet de la pléthore; c'est pourquoi il faut employer la saignée du bras, ensuite du pied quand celle du bras ne réussit pas. Mais, dit-on, la saignée du pied a quelquefois amené la fausse couche : la saignée du bras a causé le même accident quand on l'a faite trop abondante et trop répétée. Cependant, en général, la saignée du bras est préférable ; mais lorsque le mal de tête résiste, une ou deux légères saignées du pied ont été faites avec succès ; elles ne sont donc pas aussi dangereuses qu'on l'a dit. Toutes les femmes qui veulent provoquer une fausse couche se font saigner du pied, d'une manière très répétée et très abondante, souvent sans arriver à leur but. Les sangsues simultanément mises à la vulve ont été insuffisantes. Ainsi la saignée du pied n'est pas toujours dangereuse, et elle peut être utile dans les maux de tête opiniâtres ; comme ils ne viennent pas toujours de pléthore, souvent ils dépendent sympathiquement de la saburre stomachale et intestinale ; alors il faut employer les moyens exposés ci-dessus.

L'ophthalmie ou les maux d'yeux exigent la saignée, car presque toujours ils dépendent de pléthore. Si la saignée du bras n'a pas de succès, que les sangsues appliquées derrière les oreilles n'en aient pas non plus, il faudra saigner du pied; mais s'ils dépendaient de saburre stomachale, il faudrait des purgatifs légers, assez soutenus. Souvent les maux d'yeux chez les femmes enceintes dépendent d'une saburre stomachale. Quand la gorge se prend, c'est aussi par pléthore : alors il faut employer les saignées du bras et du pied avec circonspection.

La poitrine est souvent affectée, du troisième au cinquième mois de la grossesse; beaucoup de femmes toussent, ont une expectoration abondante, assez souvent sanguinolente; et souvent la phthysie pulmonaire date de cette époque et fait des progrès très rapides dans le reste de la grossesse, et sur-tout dans les suites de couches. Lors donc qu'une femme enceinte a la poitrine serrée, qu'elle a une toux sèche et muqueuse, sur-tout sanguinolente, la respiration difficile, un point de côté, il faut de légères saignées de tems en tems, sur-tout si la femme est devenue grosse dans cet état. A la vérité, la saignée doit être faite en petite quantité et répétée souvent, pour que le poumon ne se prenne pas de plus en plus, et ne tombe pas en suppuration.

Pour les vomissemens de sang et les hémoptisies, il faut saigner, appliquer les sangsues au fondement, donner des potions légèrement narcotiques et astringentes, les délayans sur-tout acidulés, qui conviennent également dans toutes les autres espèces de vomissemens, mais sur-tout dans les vomissemens sanguins. Le foie et la rate sont très souvent gonflés à cette époque; et le gonflement persiste le reste de la grossesse, et dépend d'un engorgement sanguin. On y remédie par de légères saignées, des cataplasmes émolliens, des fomentations légèrement anodines, des lavemens émolliens, la saignée et les bains si les accidens persistent.

Les femmes enceintes éprouvent des coliques néphrétiques, utérines et intestinales; elles sont même très fréquentes. La colique néphrétique est très aisée à connaître; voici ses symptômes: de légères envies de vomir, rareté des urines qui sont quelquefois rouges, quelquefois très ténues et aqueuses, pesanteur dans la région lombaire, sensation ardente et douloureuse, sur-tout pendant la marche; il faut des saignées très abondantes, des délayans, les mucilagineux, les potions huileuses mêlées avec quelques narcotiques. On reconnaît les coliques utérines, parce qu'elles ont leur siége dans la région hypogastrique, qu'il y a douleur vers le col de la matrice, et qu'elles sont accompagnées d'évacuations légèrement sanguines; le vagin est aussi douloureux, ainsi que la vulve. Ces douleurs utérines sont on ne peut pas plus graves, et elles causeraient l'avortement si on n'y remédiait, car c'est un commencement d'inflammation de matrice. Il faut des saignées, des fomentations émollientes, des lavemens émolliens, légèrement anodins, et des bains. On reconnaît les coliques intestinales, parce qu'elles sont légèrement fixes, accompagnées de borborygmes; on rend des vents qui soulagent beaucoup; et en général, ces coliques sont accompagnées de constipation ou de dévoiement quelquefois sanguinolent; quelquefois elles sont occasionées par un afflux de sang, quelquefois par des saburres, quelquefois par des spasmes. Suivant la cause, le traitement sera varié. Il y a aussi quelquefois des douleurs considérables de cuisses, des difficultés de marcher, des pesanteurs et des douleurs de hanches; tout cela, par une stase sanguine qui a lieu à la matrice : il faut saigner de tems en tems.

Quand des accidens dépendent de la dilatation très prompte de la matrice, il faut des bains, des fomentations émollientes et mucilagineuses.

Il y a des femmes qui, sans être hystériques, ont des convulsions effrayantes, les quatre ou cinq premiers mois de la grossesse, quelquefois partielles et quelquefois générales; la fausse couche en est souvent la conséquence.

Une toux fréquente et forte et les convulsions sont les causes les plus communes de cet accident. Les convulsions dépendent souvent de plusieurs causes : 1° de pléthore générale ou partielle ; la pléthore de la matrice affecte beaucoup le système nerveux, comme on le voit à la suite de la suppression des règles; la sensibilité exaltée par le commencement de la grossesse et la dilatation de la matrice, deux causes qui, par leur effet sympathique, peuvent amener les convulsions; c'est pourquoi assez souvent il faut employer la saignée du bras, puis du pied, si l'autre ne réussit pas. Il faut une diète assez soutenue : les délayans et les lavemens; les bains répétés suffisent assez souvent pour les arrêter; quelquefois les narcotiques ont prévenu la fausse couche. Les convulsions partielles ne sont dangereuses qu'autant qu'elles se fixent sur un organe particulier ; c'est ainsi qu'il y a des maux de tête, de dents, d'oreilles, qui sont particuliers à la grossesse. Il y a des femmes qui, du moment qu'elles ont conçu, éprouvent des douleurs de dents jusqu'au cinquième mois. Ces douleurs sont quelquefois la suite d'un effet sympathique nerveux, quelquefois de pléthore; les saignées, les délayans, les bains et les narcotiques enlèvent les douleurs de dents, souvent si cruelles qu'elles ôtent le sommeil, gênent la nutrition, augmentent la sensibilité déjà trop exaltée. Doit-on, en pareil cas, arracher une dent à une femme enceinte ? Si la dent n'est pas gâtée, il ne faut pas l'arracher, parce que cette opération ne guérirait pas le spasme ; au contraire, la sensibilité serait augmentée et la douleur serait plus insupportable; d'ailleurs ce serait priver une femme d'un ornement utile. Mais si la dent est gâtée, il ne faut pas balancer à l'arracher.

Les vertiges et les éblouissemens sont comptés par *Boerhaave* au nombre des symptômes qui sont une suite nécessaire de pléthore chez les femmes grosses. Cette assertion générale et vraie en elle-même, réclame cependant quelques exceptions qui sont d'autant plus essentielles à connaître, que quand ces accidens ne dépendent pas de cette cause, la saignée devient un moyen dangereux qui, hors ce cas, est très favorable.

Quand ces accidens reconnaissent pour causes une vive sensibilité du système nerveux, on les dissipe par les antispasmodiques, les odeurs fortes et les esprits volatils, tels que le vinaigre radical, l'ammoniaque, et à l'intérieur la teinture de castoréum, du vin d'Espagne préparé avec l'écorce d'orange, de citron et de cannelle, dont quelques auteurs font beaucoup de cas, auxquels on peut substituer une infusion théiforme de fleurs de pêcher. Le camphre, le nitre, l'assa fœtida unis à la conserve de roses, ou autres analogues, sous forme de bols, sont aussi très bien indiqués.

A une époque plus avancée, passé le quatrième ou cinquième mois, il se déclare d'autres symptômes qui dépendent moins de la pléthore. Le fœtus, après l'accroissement, demande beaucoup, et à peine si la mère y peut suffire. Mais on admire ici la prévoyance de la nature qui, jusqu'à cette époque, permit peu de principes nutritifs, parce qu'il n'en était pas ou peu besoin ; mais alors l'appétit va quelquefois jusqu'à la voracité. Mieux la mère et l'enfant se portent, plus ils veulent de nourriture. La matrice a commencé à se distendre et ne souffre plus autant par l'habitude de cette distension ; et l'excès du sang, loin d'être la cause directe des congestions partielles ou générales, tourne au profit de l'enfant. L'effet de la distension de cet organe a presque cessé ; aussi il n'y a plus ni pléthore ni excès de sensibilité générale ou locale, ou cela arrive rarement. En général, c'est à ce terme que les femmes se portent mieux; elles jouissent d'une certaine vigueur; elles ont la peau plus belle, les chairs se raffermissent, elles prennent de l'embonpoint et on devra moins saigner, dit *Alphonse Leroy*, si les femmes veulent nourrir leur enfant. D'ailleurs les femmes sont souvent plus belles que dans tout autre tems.

Les accidens de cette époque dépendent du volume de la matrice : elle s'élève graduellement dans le bassin; vers le cinquième mois, elle se trouve soutenue par l'excavation supérieure du bassin; elle presse alors les parties environnantes, la vessie, le rectum, les muscles, les vaisseaux et les autres viscères de cette cavité. De là, la source d'accidens, tels que la difficulté d'uriner, la fréquente rétention d'urine; quelquefois le contraire, incontinence d'urine, parce que le sphincter de la vessie est comprimé par le poids de la matrice, ce qui a fait périr des femmes enceintes. Ces accidens exigent les saignées, les fomentations émollientes, les bains tièdes. Il faut en outre, par un traitement local, débarrasser le col de la vessie; il faut donc soulever la matrice qui pèse dessus: on apprend à la femme à se débarrasser elle-même. Quelquefois on ne parvient pas à son but; alors on est obligé de recourir à la sonde; et quand ni l'un ni l'autre de ces moyens ne sont praticables, la mort de la malade deviendrait inévitable, si l'on n'employait les dernières ressources que fournit la chirurgie. Quelquefois aussi à cette époque, il y a une constipation considérable; les vaisseaux hémorrhoïdaux s'engorgent, il survient des hémorrhoïdes internes et même externes, la matrice pesant sur les vaisseaux iliaques. Alors les pieds, les jambes les cuisses et quelquefois le ventre et les grandes lèvres s'infiltrent de sérosité. Les intestins souffrent aussi, et il y a des coliques plus ou moins fortes. Même à cette époque du 5e jusqu'au 7e mois, il y a jaunisse par la gêne du foie et de la rate, et parce que les intestins refoulés empêchent le canal cholédoque d'évacuer complétement la bile.

Ainsi les accidens de cette seconde époque sont locaux; ils sont presque nécessaires, surtout lorsqu'il y a deux enfans, que les eaux sont très abondantes, que la femme est pléthorique, grasse, de petite stature; car celles qui sont maigres, sveltes, sont beaucoup moins incommodées. On prévient les accidens en faisant de tems en tems quelques saignées, en faisant prendre des positions convenables pour éviter cette pression permanente sur le foie et sur la rate. Mais quand il commence à y avoir infiltration aux pieds, aux grandes lèvres, la marche augmenterait ces accidens qui sont quelquefois graves. Alors la position horizontale est préférable; il faut donc faire coucher la femme malade tantôt sur un côté, tantôt sur l'autre. On peut quelquefois soulever la matrice pour faciliter le passage de l'urine. Pour la constipation, il faut de tems en tems des lavemens pour évacuer les intestins et empêcher par là qu'en s'engorgeant, ils ne pressent la matrice, car quelquefois une constipation a produit la fausse couche, autant par les efforts faits pour satisfaire cette fonction, que par la pression exercée par les matières. Dans le cas d'hémorrhoïdes, on fait une ou deux saignées du bras. Si elles ne suffisent pas, on applique les sangsues, des fomentations émollientes, anodines et quelquefois narcotiques ; car ces douleurs sont telles, qu'elles produisent l'insomnie et la fausse couche. Quand il y a jaunisse, on fait de tems en tems quelques légères saignées ; on conseille un peu d'exercice, les boissons abondantes, légèrement apéritives, nitrées, le nitre, la crême de tartre dans le petit-lait, afin de tenir le ventre libre, diminuer ainsi la constipation et la jaunisse ; car si une femme accouche dans cet état de jaunisse décidée, il en résulte souvent des accidens très graves qui amènent une terminaison funeste. Enfin les maladies de cette dernière époque sont à peu près les mêmes que celles de la précédente : elles reconnaissent pour cause la dilatation considérable et la situation de la matrice très augmentée. En effet, la matrice vers le troisième ou quatrième mois, quitte le bassin pour s'élever au-dessus. Plus la grossesse avance, plus la matrice remonte ; et par son élévation, sa dilatation, sa situation et la pression qu'elle exerce, elle occasione des accidens qui augmentent progressivement, comme l'incontinence d'urine, la dysurie, la strangurie et l'ischurie qui a été cause de mort pour beaucoup de femmes. Il n'y a pas d'autre moyen alors que de débarrasser la vessie du poids de la matrice; c'est pourquoi on fait coucher la malade sur le dos, pour que la vessie soit moins gênée. Cependant, quand la matrice est très dilatée, cette simple position ne suffit pas, il faut recourir à la sonde, et beaucoup de femmes n'arrivent à la fin de la grossesse que par ce moyen. Quand la pression de la matrice n'a pas lieu sur toute la vessie, alors elle ne peut contenir qu'une petite quantité d'urine, et il y a incontinence, les intestins sont repoussés, et la matrice est appuyée sur les vertèbres, comme les autopsies le démontrent. Cette pression sur les intestins amène fréquemment des accidens, comme une constipation habituelle, qui a aussi lieu à la deuxième époque; à la troisième, c'est par la pression sur les colons et même sur son arc. Il serait dangereux que cette constipation se soutînt long-tems, car les femmes en seraient les victimes. Il faut employer les lavemens émolliens pour que les excrémens ne prennent pas trop de dureté : il y a des exemples de femmes mortes après l'accouchement par la continuité de cette constipation.

J'ai été témoin en Pologne qu'une femme est morte vingt-sept jours après l'accouchement. Il y avait seize jours qu'elle n'avait été à la garde-robe ; aussi avons-nous trouvé dans les intestins, des excrémens très durs et comme calcaires.

Tous les vaisseaux du bas-ventre sont également pressés par la matrice (d'où les hémorrhoïdes internes ou externes qui sont très gonflées) excitent les plus grandes douleurs ; alors il faut quelques légères saignées, des bains, des fomentations émollientes, entretenir la liberté du ventre par la casse, la manne, etc. Si elles étaient très gonflées, il faudrait les inciser plutôt que d'y appliquer les sangsues, parce qu'elles laissent une irritation qui augmente celle qui existe déjà, et que bientôt les vaisseaux s'engorgent de nouveau par la pression de la matrice sur la veine cave et les autres vaisseaux.

La circulation étant gênée, il se forme œdématie aux pieds, aux jambes, au bas-ventre, et sur-tout aux parties génitales externes; quand cette œdématie n'est causée que par la pression, sur-tout quand l'enfant est volumineux, que la femme est petite, grasse, bien nourrie, on emploie les saignées, les délayans légèrement apéritifs, les scarifications aux grandes lèvres, pour que leur gonflement ne gêne pas l'accouchement. Mais cette œdématie ne dépend pas toujours de la pression, surtout celle des extrémités inférieures, mais souvent même de la pauvreté des liquides. Si la femme, pendant sa grossesse, a eu ses règles presque constamment, si elle a eu des pertes, si elle s'est mal nourrie, si elle a respiré un air constamment humide, si elle a de la disposition à l'adynamie, l'hydropisie partielle en général vient de là. Plus l'enfant acquiert de volume, plus il faut de nourriture. Aussi la mère maigrit beaucoup à la fin de la grossesse, et quelquefois tombe dans une espèce de marasme. La matière plastique change, pour ainsi dire, de route; elle abandonne les liquides pour se rendre au placenta et au fœtus; ainsi les femmes à la fin de la grossesse sont quelquefois dans un état très voisin de l'adynamie. Le sang tiré de la veine alors est souvent très pauvre, par conséquent très séreux et contient peu de matière colorante. Au contraire, le sang tiré au commencement de la grossesse, est très riche, pléthorique, la sérosité y est en petite quantité, et il faut beaucoup de tems pour qu'il se décompose; tandis que sa décomposition se fait, pour ainsi dire, dans le corps même, à la fin de la grossesse, et qu'il est on ne peut pas plus promptement décomposé quand il est hors des vaisseaux; aussi a-t-on tort, à cette époque, de mettre les femmes aux délayans non nourrissans. Il faut, au contraire, une nourriture abondante et forte, des alimens de bonne digestion selon l'état de l'estomac; il faut aussi soutenir leurs forces par des boissons toniques; il faut dans ces leucophlegmaties des vins toniques, les vins amers, les vins ferrugineux, et non des saignées, des boissons légèrement apéritives: cette affection augmenterait, et pourrait devenir cause de mort à la suite des couches. Cette cause d'œdématie fait aussi devenir les eaux de l'amnios très abondantes; et le ventre beaucoup plus gros qu'il ne devrait être, fait qu'on soupçonne deux enfans, et cependant il n'y en a qu'un, et encore est-il faible. On a remarqué que dans les grandes villes les eaux de l'amnios étaient beaucoup plus abondantes que dans les campagnes : on s'oppose à cette surabondance d'eaux par les toniques, l'exercice, la distraction, une bonne et succulente nourriture.

La pression sur l'aorte amène aussi des accidens : la circulation se trouve légèrement interrompue ; la poitrine, les parties supérieures et sur-tout la tête sont surchargées de sang ; c'est pourquoi il y a assez souvent hémoptisie, difficulté de respirer, très souvent de la toux et suffocation qui est très fréquente vers le 8e mois, palpitations de cœur qui n'appartiennent pas seulement à la fin de la grossesse, mais que l'on remarque aussi au commencement, après la conception et au bout de trois ou quatre mois. Dans le premier cas, elles dépendent de la sensibilité particulière; dans le deuxième, de la pléthore ; dans le troisième, de la gêne qu'éprouve la circulation. On voit aussi, dans cette dernière époque de la grossesse, un état de vertiges assez constant, de l'assoupissement, quelquefois aussi une véritable apoplexie : le visage est sec et décharné et il est en même tems rouge ; les vaisseaux de la tête sont gonflés, des bourdonnemens d'oreille se font entendre enfin; tout indique une stase de sang à la tête. Dans ce cas il faut quelques légères saignées répétées du bras. Quelquefois les extrémités supérieures sont affectées d'œdématie, ce qui n'est pas commun. La matrice très distendue gêne encore la rate ou le foie, et sur-tout celui-ci comme étant d'un volume plus étendu. La bile éprouve un obstacle dans son cours, et beaucoup de femmes ont, à cette époque, une teinte jaune, quelquefois une jaunisse très forte, parce que le canal cholédoque se décharge difficilement, par la pression qu'éprouvent les intestins, la vésicule du foie et le foie lui-même; et l'on sent une tension considérable à la région hypochondriaque droite. Si ces accidens devenaient graves, il faudrait quelquefois employer de légères saignées, les délayans apéritifs légèrement purgatifs, pour faciliter le cours de la bile. Le diaphragme et l'estomac étant aussi dans une grande gêne, il y a des vomissemens, les digestions sont incomplètes, et on ne peut manger la quantité ordinaire, sans éprouver des douleurs et sans rendre les alimens à peine digérés. Il y a quelquefois du hoquet, par l'irritation et la tension du diaphragme, des accès d'asthme par la même cause. Tous ces accidens viennent de ce que la circulation et la respiration sont gênées : le remède est le tems; après l'accouchement, tout cela se dissipe.

On remarque encore à cette dernière époque de la grossesse une toux sèche, convulsive, occasionée par le sang qui est accumulé dans le poumon : celui-ci ne peut se développer librement; il est irrité par le diaphragme, et il en résulte toujours une toux grave, parce que les efforts qu'elle occasione peuvent amener un accouchement prématuré.

Les femmes enceintes, à cette époque, sont encore disposées à l'adynamie, dont l'hydropisie est la cause, souvent aussi l'effet, sur-tout si la pauvreté du sang existe; mais quand même il n'y aurait que l'état de grossesse, cela suffit pour qu'il y ait presque toujours disposition à l'adynamie.

La langue est aussi chargée; il y a envie de vomir constante; une véritable turgescence saburrale. Quelques-unes, sur la fin, sont sujètes à une diarrhée continue, fétide, quelquefois comme dysentérique.

Cet état ne dépend pas de pléthore ni de la pression des intestins, mais d'une saburre intestinale. Il faut guérir ce dévoiement avant l'accouchement, car il pourrait être dangereux après. Cependant il y a quelquefois, à cette époque, des dévoiemens avantageux qui s'opposent aux malheurs des suites de couches ; aussi il faudra quelquefois ne point y faire attention, les négliger même; d'autres fois il faudra prescrire un traitement approprié. Dans ce cas il ne faut pas d'astringens, ou il faut les donner avec beaucoup de circonspection. Mais on emploie les boissons rafraîchissantes, quelques légers purgatifs, et on arrête le dévoiement. On fait usage de boissons aiguisées par les acides végétaux, ou légèrement par les acides minéraux; cependant des praticiens prétendent que les acides donnés alors nuisent à la sécrétion du lait, qu'ils augmentent la toux. Mais donnés avec moderation, ils n'occasionent pas d'accidens ; ils sont au contraire avantageux. Il faut prescrire un régime végétal. C'est à cause de cet état de souffrance, que les chairs sont très molles; l'haleine est en général fétide, la transpiration âcre, comme acide; il y a quelquefois des saignemens de nez, quelquefois des espèces de pertes, non par la matrice, mais par le vagin ; les gencives sont sanguinolentes et les dents moins blanches; il y a fatigue, non de pression, mais musculaire. Aussi à la fin de la grossesse il y a un état voisin du scorbut. Tous ces phénomènes sont occasionés par une altération, une décomposition du sang; les acides alors sont très utiles, ainsi que les antiscorbutiques sagement administrés. Les obliquités de la matrice compliquent encore beaucoup les accidens dont nous avons parlé.

L'influence des passions de la mère sur le fœtus, mérite aussi de fixer l'attention des accoucheurs, d'autant plus qu'elle est encore entourée d'un voile mystérieux. Je n'entreprendrai pas, par des paroles, de prouver cette vérité, et de donner ici, tout le développement que mérite cette assertion importante; mais je me bornerai à faire quelques observations, pour éveiller l'attention des médecins sur ce sujet.

Le mot passion, dit M. *Vieillard*, dans son acception propre, désigne un état violent du principe sensitif dans lequel l'économie se trouve dans une position souffrante; mais cet état d'anxiété n'existe pas dans toutes les affections que l'on nomme habituellement passions; l'amour heureux par exemple, la joie modérée, l'amitié et l'espérance, loin de faire éprouver un sentiment pénible, donnent lieu à une satisfaction parfaite; cependant l'usage a prévalu, et l'on désigne communément sous le nom générique de passions, toutes les émotions que l'ame humaine est susceptible d'éprouver.

Malgré l'obscurité qui existe encore sur les rapports intimes de la mère et du fœtus, il est cependant impossible de nier les résultats vraiment étonnans que révèlent à ce sujet des observations fréquentes.

Peut-on refuser de croire à l'influence des passions sur la mère et sur le fœtus, quand on examine les rapports matériels qui existent entre eux.

D'abord, les qualités de l'élément nutritif qui lui est continuellement transmis sont la première et la plus active influence à laquelle il est soumis.

Or, l'analogie nous apprend combien doivent être rapides et funestes les effets d'une nourriture vicieuse. Les causes qui peuvent nuire à la qualité du sang que reçoit le fœtus, sont extrêmement nombreuses. Ainsi il est hors de doute que le trouble moral et physique de la mère aura son influence sur le sang qui de celle-ci passe au fœtus.

Indépendamment des influences secrètes que reçoit le fœtus, il en est de plus manifestes auxquelles il est évidemment accessible, comme les coups que peut recevoir la mère. Les commotions dont elle peut être atteinte augmentent encore les causes nuisibles à la santé du fœtus.

Telles sont les dispositions qui ont lieu dans les différens termes de la grossesse et dont la plupart, comme on voit, dépendent de causes mécaniques.

Ainsi donc les femmes doivent éviter avec le plus grand soin les impressions du froid : les vicissitudes de l'atmosphère leur sont plus dangereuses que dans tout autre tems ; elles doivent craindre d'y gagner la toux à laquelle elles ont beaucoup de disposition. Il ne faut pas non plus un air trop constamment échauffé qui au commencement de la grossesse augmenterait la pléthore, et d'autres affections à la fin. Il leur faut un air tempéré, mais renouvelé avec précaution, et constamment égal en température. Enfin un air froid à la première époque, exciterait un refoulement de sang à l'intérieur; sur la fin, il exciterait la toux et les catarrhes.

Comme il n'est point d'époque dans la vie de la femme où l'appétit offre plus de bizarrerie que dans la grossesse, de même ces sortes d'envies sont quelquefois portées à un tel degré, qu'il peut s'en suivre des événemens fâcheux. On ne doit pas contrarier ces appétits, autant qu'ils n'ont pas pour objet des choses qui puissent évidemment nuire à la santé: pour cela il faut consulter le tempérament particulier, connaître l'habitude et la répugnance de l'estomac; car celui-ci digère ordinairement avec plus de facilité les choses qui plaisent au goût, que celles qui lui conviendraient mieux par leur nature. Aussi le père de la médecine, *Hippocrate*, dans la deuxième section des aphorismes, dit-il avec beaucoup de justesse. « *Paulò deterior et potus et cibus, jucundior autem, eligendus potius, quam meliores quidem, sed ingratiores.* »

Les femmes enceintes doivent manger souvent et peu à la fois, n'user que d'alimens de facile digestion, qui, sous un petit volume, contiennent beaucoup de matière nutritive, à raison de la faiblesse et de l'irritabilité de leur estomac. En général, elles s'abstiendront de viandes salées et épicées, de pâtisserie, de légumes et fruits crus, en un mot de toutes sortes de substances âcres et échauffantes. Des alimens et une boisson peu salubres, mais agréables, sont préférables à de plus salubres qui déplaisent au goût, qui peuvent produire des aigreurs, et laissent un sentiment de pesanteur et d'oppression sur l'estomac. L'usage des liqueurs spiritueuses sera interdit.

Ainsi, au commencement de la grossesse, la nourriture doit être peu abondante; les nausées, les dégoûts qui ont lieu alors annoncent que la nature a besoin de peu; il la faut de facile digestion, plutôt végétale qu'animale. Vers le milieu de la grossesse, il faut qu'elle soit augmentée : il en faut pour la mère et pour le fœtus; aussi alors l'appétit de la mère est-il considérable. On conseille une nourriture animale, mais tempérée par les végétaux. A la fin, il faut généralement plus de nourriture; cependant il y a une infinité de circonstances qui obligent d'en prendre moins : tout ceci est relatif à l'individu. Il faut aux derniers jours, un régime végétal assez exact pour prévenir les accidens qui pourraient survenir dans le tems des couches.

Au commencement, il ne faut que des boissons aqueuses, ou seulement rougies; vers le milieu, il faut un peu de vin, sur-tout si l'enfant est bien portant, et qu'il exige beaucoup de sucs nourriciers; alors pour éloigner l'accident d'adynamie, il faut des vins vieux, amers, jusqu'à la dernière quinzaine de la grossesse; alors il faut préparer une détente, car si l'on excitait la turgescence sanguine, les suites des couches seraient marquées par un caractère inflammatoire; il y aurait suppression des lochies; au lieu que de l'eau légèrement teinte de vin prévient ces accidens. Quand une femme a une sensibilité très developpée pendant la grossesse, les boissons aqueuses sont à préférer. Enfin il y a des femmes chez qui la nutrition est si viciée, la poitrine si irritable, qu'elles ne peuvent supporter les nourritures et les boissons ordinaires : il faut les mettre au lait pendant tout le tems de la grossesse; les autres alimens sont trop irritans pour leurs organes digestifs et respiratoires trop sensibles. Il leur faut une nourriture douce, bénigne et saine, sur-tout quand la poitrine est irritée, qu'il y a toux convulsive avec expectoration séreuse, légèrement sanguine, qu'il y a même hémoptysie. Alors il faut en plus du laitage, des saignées légères de tems en tems. Quand les liquides sont disposés à la colliquation par le tempérament de la femme, ou par la circonstance où elle se trouve, il faut des alimens farineux et des boissons vineuses.

Il n'est pas bon qu'une femme reste sur une chaise longue tout le tems de sa grossesse : l'accouchement est alors plus lent, la disposition à l'adynamie plus décidée, les suites de couches plus graves; au lieu que par un exercice moderé, on entretient les organes dans une bonne vigueur; la dilatation de l'utérus est plus facile, ainsi que le développement du fœtus, et l'accouchement se fait plus aisément. Les femmes de la campagne, quoique enceintes, ne changent rien à leur manière de vivre; la plupart du tems elles se portent très bien et accouchent avec une facilité surprenante. Cependant, combien de fausses couches, combien d'accidens graves pendant et après l'accouchement, par intempérance et manque de traitement approprié à leur position? combien de fois ai-je été témoin de malheurs dans les contrées peu civilisées de la Sicile, de la Grèce et de la Turquie même où les femmes sont le plus souvent abandonnées aux seuls efforts de la nature, ou confiées à des mains inhabiles. On ne voit pourtant pas que les animaux discontinuent leurs mouvemens ordinaires pendant la gestation : il est vrai que dans les villes, le placenta est peu adhérent à l'utérus, et que l'exercice est peu familier aux femmes d'un certain ordre; c'est pourquoi on leur interdit celui du cheval et de la marche, mais qu'on leur recommande celui d'une voiture suspendue; quelquefois le plus léger mouvement leur est préjudiciable. C'est quand il y a eu perte ou menace constante de perte, que la femme est très délicate, qu'elle n'a pas l'habitude d'accoucher à terme par le détachement prématuré du placenta, qu'alors il faut beaucoup de précautions, interdire l'effort le moins violent, faire rester la femme au lit ou la tenir sur un lit de repos. Mais, en général, l'exercice violent est dangereux, même chez celles qui y sont habituées; c'est pourquoi on interdit aux femmes enceintes la danse, la musique vocale; on leur défend de lever les bras, de se coiffer elles-mêmes, etc., enfin, tout ce qui peut exciter une distension ou un effort un peu violent; car quelquefois on a vu que la simple élévation des bras a amené la fausse couche. Quant aux danseuses qui font profession de cet exercice, et qui, par conséquent, y sont habituées, on les laisse danser jusqu'au sixième mois, mais non au-delà de ce terme; et même on en a vu à qui la danse a occasioné la fausse couche avant ce tems, *à fortiori* cela arriverait-il chez celles qui n'en auraient pas une grande habitude, et qui, par conséquent, dansent avec beaucoup plus d'efforts. Aussi la danse est-elle souvent cause de fausses couches et de pertes.

Il faut même qu'une femme enceinte soit dans la plus grande tranquillité d'esprit, qu'elle soit environnée d'objets qui lui plaisent, parce qu'il y a dans ce tems une grande sensibilité nerveuse : la moindre contradiction peut faire beaucoup de mal. Les femmes alors tombent en langueur, ainsi que le fœtus, et beaucoup ainsi chagrinées accouchent d'enfans très faibles et même morts.

Les plaisirs vénériens doivent être interdits pendant la grossesse; c'est une cause fréquente de fausse couche, sur-tout chez celles qui s'y livrent avec beaucoup d'action et chez qui le placenta est peu adhérent ou inséré sur le col de la matrice : c'est pour cela qu'ils causent beaucoup d'hémorrhagies, de fausses couches, sur-tout dans les villes. Cependant il y a des femmes, qui, pendant la grossesse ou à certaines époques, ont un tempérament très exalté. Il faut alors, pour calmer cette ardeur, prescrire quelques bains si rien ne s'y oppose, et les satisfaire, mais d'une manière qui ne les fatigue pas, et sans presser le fruit qu'elles portent.

Les bains sont avantageux pour les unes et désavantageux pour les autres. Ils réussissent quand il existe une tension dans la matrice qui la rend difficile à se développer, comme chez les jeunes femmes mariées ; quand il y a grande sensibilité dans le courant de la grossesse : beaucoup n'ont accouché à terme que par leur usage : sur la fin, ils facilitent et accélèrent l'accouchement, et c'est aujourd'hui une pratique banale de mettre la femme dans les bains vers cette époque. Cependant leur usage indiscret peut occasioner beaucoup d'accidens. Au commencement de la grossesse, s'il y a pléthore, les bains doivent être éloignés; ils ne feraient que porter le sang à la tête et à la poitrine; mais passé le huitième mois et demi ils sont utiles. Quand la femme est d'un tempérament lâche, qu'elle a éprouvé des pertes, qu'elle est hydropique ou qu'elle en est menacée, les bains seraient dangereux, ils jetteraient dans un relâchement tel, que l'accouchement serait trop prompt, ce qui est un mal; les suites en seraient critiques, les lochies seraient abondantes et difficiles à arrêter.—Chez beaucoup il y a des dispositions scorbutiques, de sorte que les bains seraient alors très désavantageux; il faut, au contraire, donner du ton, de la force, préparer le travail de l'accouchement et ses suites. Les bains partiels sont quelquefois utiles; le plus souvent ils ne le sont pas. Ceux de pied le sont très rarement, car on a quelquefois vu de simples pédiluves de propreté, solliciter la fausse couche; ainsi il faut une bien grande nécessité pour les employer, et ordinairement des linges mouillés doivent en tenir la place pendant la grossesse. Les bains de siége, les fumigations conviennent, quand la matrice a de la peine à se développer, qu'il y a une inflammation de cette partie; quand la femme approche du terme, alors les bains sont utiles : les ligamens s'assouplissent, se relâchent, et le bassin se prête plus facilement à l'accouchement. Les bains de vapeur et les fumigations sont presque toujours inutiles, et indiscrètement employés pourraient causer des accidens.

FIN.